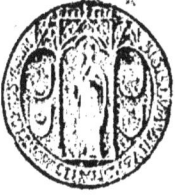

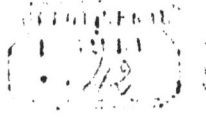

Des Paralysies

DES

Muscles de l'Œil

PAR ARRACHEMENT

MONTPELLIER
Firmin, Montane et Sicardi

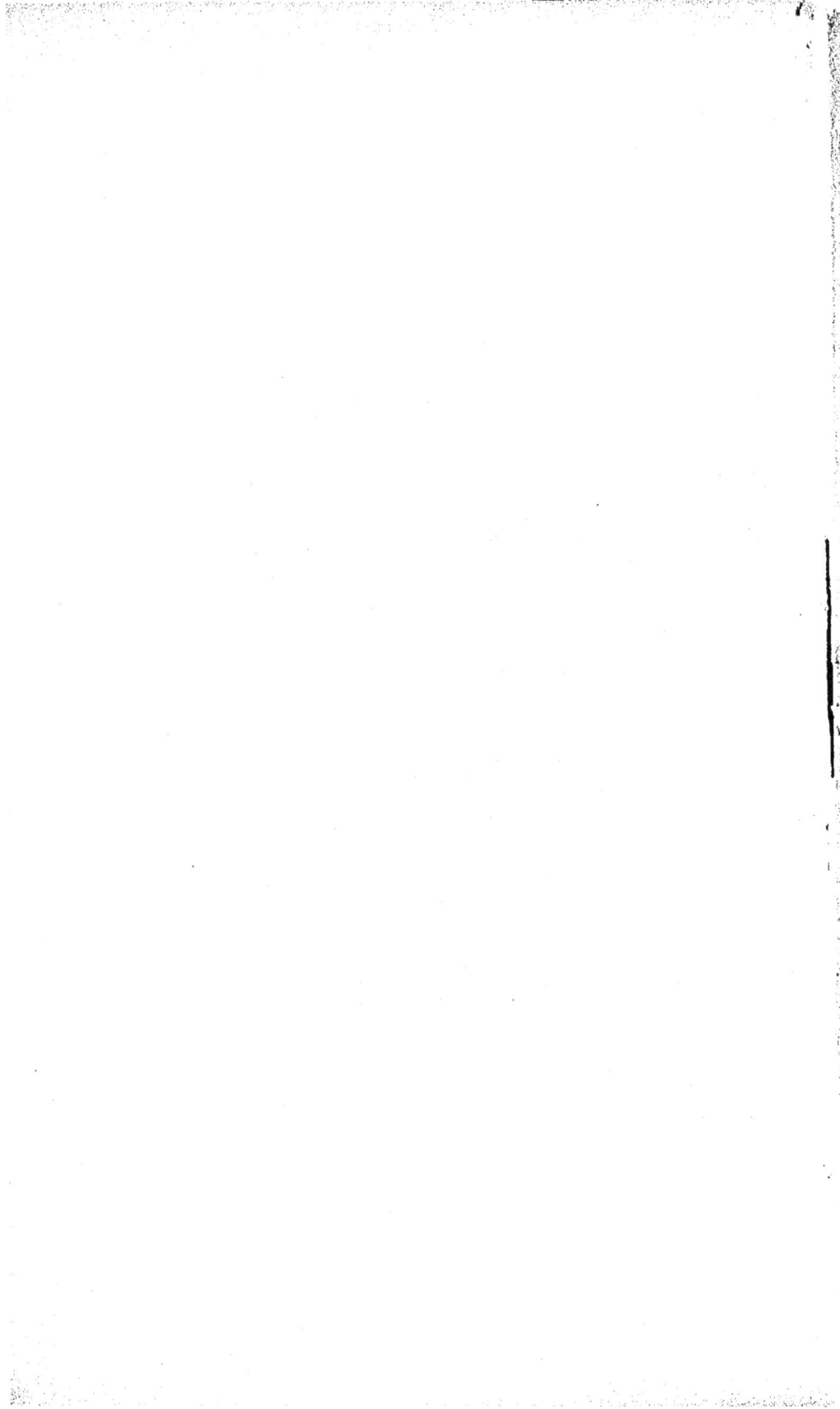

DES

PARALYSIES DES MUSCLES DE L'ŒIL

PAR ARRACHEMENT

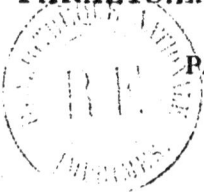

DES

PARALYSIES DES MUSCLES DE L'ŒIL

PAR ARRACHEMENT

PAR

Louis DUHIL

DOCTEUR EN MÉDECINE

MONTPELLIER
IMPRIMERIE FIRMIN et MONTANE
MONTANE, SICARDI ET VALENTIN, SUCCESSEURS
3, Rue Ferdinand-Fabre et Quai du Verdanson
—
1911

PERSONNEL DE LA FACULTÉ

Administration

MM. MAIRET (✻)............... Doyen.
SARDA..................... Assesseur.
IZARD.................... Secrétaire.

Professeurs

Clinique médicale................................... MM. GRASSET (✻).
                                      Chargé de l'enseig¹ de pathol et thérap.génér
Clinique chirurgicale............................. TEDENAT (✻).
Thérapeutique et matière médicale .... HAMELIN (✻).
Clinique médicale .... CARRIEU.
Clinique des maladies mentales et nerveuses...... MAIRET (✻).
Physique médicale................................. IMBERT.
Botanique et histoire naturelle médicales.. .... GRANEL.
Clinique chirurgicale............................. FORGUE (✻)
Clinique ophtalmologique.......................... TRUC (✻).
Chimie médicale................................... VILLE.
Physiologie....................................... HEDON.
Histologie .... VIALLETON.
Pathologie interne................................ DUCAMP.
Anatomie.. GILIS (✻).
Clinique chirurgicale infantile et orthopédie....... ESTOR.
Microbiologie..................................... RODET.
Médecine légale et toxicologie.................... SARDA.
Clinique des maladies des enfants .... BAUMEL.
Anatomie pathologique............................. BOSC.
Hygiène .... BERTIN-SANS (A).
Pathologie et thérapeutique générales .... RAUZIER.
                                     Chargé de l'enseignement de la clinique médicale.
Clinique obstétricale .... VALLOIS.

Professeurs adjoints : MM. DE ROUVILLE, PUECH, MOURET.
Doyen honoraire : M. VIALLETON.
Professeurs honoraires : MM. E. BERTIN-SANS (✻), GRYNFELTT.
Secrétaire honoraire : M. GOT.

Chargés de Cours complémentaires

Clinique ann. des mal. syphil. et cutanées... MM. VEDEL, agrégé.
Clinique annexe des maladies des vieillards . VIRES, agr. lib. (ch. de c.)
Pathologie externe......................... LAPEYRE, agr. l. (ch. de c.)
Clinique gynécologique .... De ROUVILLE, prof.-adj.
Accouchements .... PUECH, profes.-adjoint.
Clinique des maladies des voies urinaires... JEANBRAU, a. l. (ch. de c.)
Clinique d'oto-rhino-laryngologie... .... MOURET, profes.-adj.
Médecine opératoire........................ SOUBEYRAN, agrégé.

Agrégés en exercice

MM. GALAVIELLE.   MM. LEENHARDT.   MM. DELMAS (Paul).
VEDEL.   GAUSSEL.   MASSABUAU.
SOUBEYRAN.   RICHE.   EUZIERE.
GRYNFELTT (Ed.).   CABANNES.   LECERCLE.
LAGRIFFOUL.   DERRIEN.   FLEIG, chargé des fonct.

Examinateurs de la thèse ;

MM. TRUC, *président.* | MM. GAUSSEL, *agrégé.*
ESTOR, *professeur.* | EUZIERE, *agrégé.*

A LA MÉMOIRE VÉNÉRÉE

DE MON PÈRE ET DE MA MÈRE

A MES SŒURS

A MON BEAU-FRÈRE

A TOUS CEUX QUI ME SONT CHERS

L. DUHIL.

A TOUS MES MAITRES

DE LA

FACULTÉ LIBRE DE MÉDECINE DE LILLE

A MONSIEUR LE PROFESSEUR AUGIER

DOYEN DE LA FACULTÉ LIBRE DE MÉDECINE DE LILLE

A MONSIEUR LE PROFESSEUR GUERMONPREZ

MEMBRE CORRESPONDANT DE L'ACADÉMIE ROYALE DE BELGIQUE ET DE LA SOCIÉTÉ
DE CHIRURGIE DE PARIS

A MONSIEUR LE PROFESSEUR THILLIEZ

PROFESSEUR DE CLINIQUE OPHTALMOLOGIQUE A LA FACULTÉ LIBRE DE MÉDECINE DE LILLE

L. DUHIL

A MON JURY DE THÈSE

A MON PRÉSIDENT DE THÈSE
MONSIEUR LE PROFESSEUR TRUC
PROFESSEUR D'OPHTALMOLOGIE A LA FACULTÉ DE MÉDECINE DE MONTPELLIER

L. DUHIL.

DES

PARALYSIES DES MUSCLES DE L'ŒIL

PAR ARRACHEMENT

CHAPITRE PREMIER

HISTORIQUE ET DIVISION

La première thèse qui eut pour objet l'étude des paralysies oculaires traumatiques fut présentée à Paris par Chevallereau, en 1879, sous ce titre : « Recherches sur les paralysies oculaires à la suite de traumatismes cérébraux » Plus tard, Longchampt, dans sa thèse de Montpellier, reprend l'étude des paralysies oculaires traumatiques et réunit un grand nombre d'observations publiées après le travail de Chevallereau. Beaugrand, en 1899, et Roches en 1904, traitent également des paralysies oculaires traumatiques, mais d'origine orbitaire.

Tous les auteurs que nous venons de citer ont étudié les paralysies oculaires, quelle que soit la lésion qui les ait déterminées. Les unes sont dues à une lésion intracrânienne, à la contusion ou section d'une branche ner-

veuse, d'autres à un épanchement sanguin venant comprimer le muscle ou se faisant dans sa gaine. Quelques-
unes sont dues à une lésion directe du muscle. Les paralysies déterminées par une lésion directe, et spécialement
par rupture musculaire, ont été peu étudiées. Panas, de
Grœffe, Bernarding en ont publié quelques observations.
Tout récemment, M. le professeur Truc a cité le premier
cas isolé d'arrachement du releveur de la paupière. Un
cas de section traumatique du droit externe, observé dans
le service de notre maître, M. le professeur Thilliez, nous
ayant poussé à étudier cette question, nous avons pensé
faire œuvre utile en publiant le résultat de nos recherches et en en faisant le sujet de notre thèse inaugurale.

Notre travail se bornera donc à l'étude des paralysies
oculaires par arrachement musculaire.

Nous le diviserons de la façon suivante :

Après avoir cité les observations qui nous ont paru les
plus intéressantes, nous parlerons de l'étiologie et de la
pathogénie de ces paralysies. Nous rappellerons les symptômes des paralysies des muscles oculaires en général,
puis de chacun de ces muscles. Nous exposerons leur diagnostic et leur pronostic et terminerons en parlant de
leur traitement.

Avant de commencer l'exposé de notre travail, il est
de notre devoir de remercier nos maîtres de la Faculté
libre de médecine de Lille, qui ont contribué à notre for-
mation médicale.

Nous adressons un remerciement spécial à notre maître, Monsieur le professeur Thilliez, dont nous avons été
l'aide de clinique. C'est lui qui nous a suggéré l'idée de

ce travail. Nous avons puisé à ses leçons et à sa clinique un enseignement précieux pour l'avenir. Il a droit à notre sincère reconnaissance.

Monsieur le professeur Truc a bien voulu accepter la présidence de notre thèse ; nous le prions d'agréer tous nos remerciements pour l'honneur qu'il nous fait et pour l'accueil bienveillant qu'il nous a réservé.

CHAPITRE II

OBSERVATIONS

Observation Première

(Viciano) (1)

Rupture du *releveur* de la paupière

(Résumée)

Blessure pénétrante de l'orbite par coup de fleuret, à l'union du tiers interne avec les deux tiers externes de la paupière supérieure, à 6 millimètres au-dessous du sourcil. Pas de lésions de l'œil.

Observation II

(Viciano) (1)

Rupture du droit supérieur

(Résumée)

Grain de plomb ayant pénétré à 3 millimètres au-dessous du rebord orbitaire. Déchirure de la partie interne du tendon du muscle droit supérieur. Le grain de plomb s'est logé entre le tendon et la partie interne de la capsule de Ténon. Il existe un hypœma abondant, sans épanchement dans le corps vitré. Viciano rattache le tendon déchiré à la capsule.

Après vingt-deux jours, l'épanchement étant résorbé, le malade récupéra une acuité visuelle égale à 1. Pas de diplopie.

---

(1) In thèse de Longchampt, Montpellier 1891.

OBSERVATION III

(Beigneux) (1)

Rupture du droit interne. Cécité

(Résumée)

En décembre 1883, B..., soldat au 4ᵉ de marine, est blessé à l'angle interne de l'œil gauche par une cheville de bois, incomplètement enfoncée dans une poutrelle. Le malade, à moitié endormi, descendait de son hamac.

Cécité unilatérale ; strabisme interne.

OBSERVATION IV

(Beigneux) (1)

Rupture du droit interne. — Cécité

Il s'agit d'un ouvrier âgé de vingt-et-un ans, qui s'était enfoncé accidentellement un poinçon dans l'angle interne de l'œil droit. Trois jours après, on constatait l'état suivant : gonflement considérable des paupières, déviation en dehors de l'œil droit avec impossibilité de le ramener en dedans aussi complètement qu'après la ténotomie du muscle droit interne.

Plaie à la partie interne de la conjonctive. Pupille moyennement dilatée et immobile ; cécité absolue.

_____

(1) In thèse de Longchampt, Montpellier 1891.

OBSERVATION V

(Panas) (1)

Paralysie du droit inférieur

Il s'agit d'un jeune bouvier de 22 ans, qui, deux mois avant son arrivée à l'hôpital, avait reçu un coup de corne de vache à la base de la paupière inférieure gauche, d'où il était résulté une cicatrice semi-lunaire au niveau du sillon orbito-palpébral inférieur. L'œil était en léger strabisme supérieur et le malade accusait une diplopie verticale croisée, caractéristique de l'impotence du muscle droit inférieur. Comptant très peu sur l'électrisation et les exercices, je procédai d'emblée à l'avancement du muscle droit inférieur. L'opération a démontré que le muscle s'était rompu, non à son insertion à la sclérotique, mais au niveau de la ligne de jonction du tendon avec les fibres musculaires, de sorte qu'ici le terme de désinsertion tendineuse couramment employé serait inexact. Ce qui m'avait, du reste, frappé, c'est l'étendue et la solidité des adhérences que le muscle rompu avait contractées avec la sclérotique sous-jacente, disposition qu'on trouve notée d'ailleurs dans les observations dues à Wecker (1874), Britto et Laure, et en rapport avec ce qu'on rencontre en règle générale après le recul du tendon par strabisme chez l'homme et expérimentalement chez les animaux (Kalt) (2).

---

(1) Panas. — Arch. d'ophtalmologie, 1902, p. 231.
(2) Kalt. — Arch. d'ophtalmologie, 1886, p. 337.

Observation VI

(Panas) (1)

Paralysie du droit supérieur

Il s'agit d'un employé de chemin de fer âgé de 32 ans, qui, six mois auparavant, avait été heurté par un bout de bois au niveau du sillon oculo-palpébral inférieur et ne s'accompagnant pas de plaie. Lors de notre examen à l'Hôtel-Dieu, nous avons constaté que l'œil gauche qui avait reçu le coup était atteint de strabisme paralytique inférieur et de diplopie verticale s'accentuant avec l'élévation du regard. La fausse image était croisée et légèrement inclinée de haut en bas et de dedans en dehors, preuve que nous avions affaire à une impotence du muscle droit inférieur du même côté dont la lésion, fait unique, aurait été produite indirectement par contre-coup. C'est là un point sur lequel nous reviendrons en nous occupant du mécanisme des ruptures musculaires. Comme le malade s'était déjà servi inutilement des courants électriques et qu'il n'y avait pas lieu d'espérer, après six mois écoulés, la disparition du strabisme et de la diplopie qui en résultait, nous fîmes l'avancement du droit supérieur avec plein succès.

Cette opération nous a permis de constater la désinsertion du tendon, qui avait été très nette au niveau de la sclérotique.

Observation VII

(Bernarding d'après Panas) (2)

Paralysie du grand oblique

Un homme adulte reçut une blessure à l'œil droit, de la façon suivante : la pointe d'un fleuret pénétra près de l'angle externe, entre le bulbe et la paupière supérieure. Il y eut rupture du grand

(1) Panas. — Arch. d'ophtalmologie, 1902, p. 230.

(2) In thèse de Sapoundieff, Toulouse 1906.

oblique, la portion réfléchie du tendon s'était détachée de la sclérotique et pendait le long de la paupière. Mais en même temps, le corps charnu était en partie déchiré et faisait saillie au dehors et il fallut l'exciser.

OBSERVATION VIII

(De Lapersonne) (1)
Paralysie du grand oblique

Un homme de 50 ans s'est présenté il y a quelques mois, à la clinique ophtalmologique de l'Hôtel-Dieu, avec un strabisme *sursum vergent*. Ce strabisme était nettement paralytique et l'œil ne pouvait être ramené en bas. Cet homme nous racontait que, quelques mois auparavant, il avait été frappé par un violent coup de corne et, pour preuve, il montrait une petite cicatrice, assez apparente, au niveau de la partie supérieure et interne de l'orbite. De là à supposer qu'il y avait déchirure de la poulie du grand oblique avec strabisme paralytique supérieur, il n'y avait qu'un pas. L'examen de la diplopie nous empêcha de le franchir ; en effet, s'il y avait de la diplopie verticale, avec abaissement de l'image fautive, dans la moitié inférieure du champ du regard, cette diplopie n'était pas homonyme comme dans la paralysie du grand oblique, mais croisée comme dans la paralysie du droit inférieur. Un examen attentif nous fit reconnaître une adhérence conjonctivale dans le cul-de-sac inférieur et le malade nous dit que son œil avait beaucoup saigné. Il était donc certain que la corne, avant de s'arrêter dans l'angle supéro-interne de l'orbite, avait frôlé la partie inférieure du globe et contusionné le droit inférieur.

L'opération de l'avancement musculaire, pratiquée chez ce malade, a permis de se rendre compte qu'en effet, le muscle était englobé dans une gangue cicatricielle.

L'opération a fait disparaître la diplopie.

---

(1) In thèse de Roches, Paris 1904.

2

OBSERVATION IX

(Prof. Truc) (1)

Opération de Motais dans un cas de ptosis traumatique

Déchirure du releveur palpébral. — Ptosis consécutif complet. — Opération de
Motais et de Gillet de Grammont. — Guérison

Léon L..., 25 ans, mineur à la Grand'Combe, entre le 24 novembre 1909 à la clinique ophtalmologique de Montpellier, pour ptose complète traumatique de la paupière supérieure droite.

Pas d'antécédents héréditaires. Bonne santé habituelle. Jamais d'ophtalmie. Vision normale des deux yeux.

Le 10 septembre 1909, travaillant dans la mine, et le malade, suivant une galerie, trébuche contre la paroi où était fixé un gros fil de fer recourbé. Ce fil de fer accroche la paupière supérieure droite en dessous et, par suite d'un brusque recul instinctif du sujet, détermine une large déchirure musculo-cutanée. A ce moment, douleur vive, légère hémorragie, larmoiement. Pansement simple et guérison rapide de la plaie palpébrale. Toutefois, l'œil blessé ne peut plus s'ouvrir et la paupière reste en ptosis complet avec légère encoche interne du bord marginal. Le globe est d'ailleurs à peu près intact et parfaitement mobile dans tous les sens.

Lors de son entrée à la clinique, deux mois et demi après l'accident, le malade présente donc un ptosis complet à droite et, dans la portion tout interne, une plaie conjonctive palpébrale à bords irréguliers avec légère encoche marginale et bourrelet conjonctival. Le releveur palpébral droit est sans action ; quand on l'invite à ouvrir les yeux, la paupière supérieure reste absolument immobile.

Les muscles moteurs du globe oculaire sont intacts et leur champ d'excursion reste normal. Le rebord orbitaire paraît indemne, sans aucun signe de fracture ancienne.

----

(1) Truc. — Ophtalmologie provinciale, avril 1911.

Sous la paupière, en dehors d'une légère rougeur diffuse conjonctivale, on n'observe rien de particulier et l'œil paraît normal. L'acuité visuelle emmétrope atteint un des deux côtés.

Au début de décembre 1909, je tente la suture des fibres déchirées du releveur palpébral sans résultat appréciable. Le 16 décembre, pour des raisons de famille, le malade quitte la clinique et y rentre le 10 février 1910 en vue d'une nouvelle intervention. Même état palpébral.

Le 18 février 1910, opération de Motais avec anesthésie cocaïnique.

La paupière supérieure étant maintenue relevée par un aide et le globe abaissé au crochet, on pratique, en arrière et en haut de la cornée, une incision horizontale de la conjonctive. Recherche et isolement des fibres du droit supérieur et détachement aux ciseaux du tiers médian. On saisit cette partie médiane dans une anse de fil à deux aiguilles qui sont conduites à travers la paupière supérieure, en arrière du bord postérieur du tarse avivé, jusqu'au niveau du bord ciliaire, où les fils sont noués sur un drain de caoutchouc.

Pansement humide contentif.

Pas de réaction inflammatoire consécutive. Toilette oculaire tous les deux jours.

Les fils sont assez bien supportés et ne provoquent ni douleur, ni suppuration. Ablation le huitième jour.

On constate alors un relèvement marqué de la paupière supérieure. Graduellement, cette paupière devient plus souple et plus mobile, son élévation croît progressivement, découvrant chaque jour une surface plus étendue de la cornée.

Le 4 avril, le malade quitte la clinique, sa paupière fonctionne parfaitement, découvrant plus de la moitié inférieure du globe oculaire et donnant une physionomie satisfaisante. Pour améliorer encore l'aspect extérieur, je pratique une petite opération complémentaire de Gillet-Grandmont avec résection d'une tranche tarso-conjonctivale de 2 mm. de hauteur environ. Guérison simple et rapide. Sortie le 21 juillet en parfait état esthétique et fonctionnel et palpébral.

Cette opération de Motais pour ptosis traumatique paraît être la première en date. Je n'en connais en tout cas pas d'autre exemple. Les cas d'arrachement du releveur palpébral sont d'ailleurs exceptionnels. J'ai observé jadis une déchirure palpébrale partielle chez une jeune bouchère qui dans une chute à l'intérieur de sa boutique, resta harponnée par la paupière et le bord orbitaire supérieur à un crochet destiné à suspendre les gros quartiers de viande ; mais la guérison se fit intégralement, sans aucune ptose consécutive et presque sans cicatrice.

Il semble également qu'il s'agisse ici d'arrachement du releveur et de lésions musculaires directes, comme dans les faits de Panas, Schweinitz, Bourgeois, Sachs, Gullstrand et non de paralysies secondaires, comme dans les cas de Terrien, de Lapersonne et A. Terson.

La recherche des fibres déchirées du releveur palpébral avec suture initiale devait, quoique tardive, être tentée ; peut-être, à la première heure après l'accident, aurait-elle donné de meilleurs résultats.

J'observe enfin que l'observation complémentaire de Gillet de Grammont n'était pas indispensable mais on a utilement complété l'excellent résultat physionomique de l'opération fondamentale de Motais.

OBSERVATION X

(Personnelle et inédite)
Section traumatique du droit externe

Alfred D..., 52 ans, surveillant des Ponts-et-Chaussées à Arques, fut adressé par son ingénieur à M. le professeur Thilliez, pour un accident oculaire survenu il y a trois mois, afin de l'examiner et de déterminer l'étendue du préjudice causé par l'accident.

Voici l'accident dont il a été victime. En surveillant des ouvriers qui travaillaient à la démolition d'une coque de navire, il reçut un coup de pioche pendant que, baissé, il montrait un détail à un ouvrier voisin de celui qui travaillait. Ce coup de pioche le frappa de bas en haut, c'est-à-dire pendant l'ascension de la pioche. La vision fut supprimée instantanément. Le blessé reçut les soins d'un confrère spécialiste pendant trois mois, c'est-à-dire jusqu'au jour où il vient voir M. le professeur Thilliez.

La vision fit des progrès très rapidement ; mais, en même temps, s'établissait une diplopie gênante qui portait le malade à annihiler son œil en le fermant instinctivement, ou mieux, avec un bandeau.

Aujourd'hui, il présente une cicatrice linéaire de la peau du sourcil au niveau de la partie externe, longue de deux centimètres, et une cicatrice conjonctivale à la partie externe. L'œil est en strabisme interne de 20 degrés environ. A l'examen ophtalmoscopique, on trouve une déchirure de la choroïde située concentriquement à la pupille et en dehors. Elle est longue de trois diamètres papillaires et large d'un quart de diamètre avec une partie plus élargie en haut. Cet aspect assez bizarre n'est pas celui des déchirures par éclatement. On dirait une section par la pointe de la pioche avec écartement plus considérable des lèvres de la plaie au point où la pioche a porté tout d'abord. La pioche paraît en un mot, avoir frappé l'œil directement, puis avoir glissé ensuite sur sa surface. La sclérotique est ou paraît intacte. La papille n'est nullement atrophiée. V = 1/6.

La pioche a donc déterminé une plaie de la peau du sourcil, une section du droit externe et une rupture de la choroïde.

La vision étant encore relative, M. le professeur Thilliez propose au bless' de rechercher son droit externe et de tenter une suture. Content de son sort et craignant toutes sortes d'accidents, dont le moindre était la perte de son œil, il se refusa à une intervention, préférant travailler avec son bandeau obturateur sur l'œil blessé.

CHAPITRE III

ETIOLOGIE ET PATHOGÉNIE

1° ETIOLOGIE

Les personnes de tout âge et de tout sexe sont exposées à des traumatismes pouvant atteindre le globe oculaire et y déterminer une paralysie par arrachement musculaire.

En relevant l'âge des malades ayant fait l'objet d'observations, on compte deux garçonnets, six individus de 17 à 23 ans, un de 28 ans, deux de 30 à 35 ans, quatre de 40 à 53 ans et un de 63 ans. On voit par là que c'est dans la période d'activité physique comprise de 17 à 40 ans, que l'on rencontre le plus de lésions traumatiques des muscles de l'œil. Cela s'explique par l'usage que l'on fait à cet âge d'objets ou d'outils pouvant constituer des instruments vulnérants.

Voici le genre d'agents vulnérants que l'on rencontre : le traumatisme a été causé 5 fois par un coup de fleuret, 2 fois par un coup de corne, 2 fois par un coup de parapluie, 1 fois par des heurts contre le balancier d'une pompe à pression, le bord d'un poêlon en fer, l'angle d'un coffre en bois, 2 fois par un bout de bâton, 2 fois par coup de clef, 1 fois par un coup de couteau, 1 fois par une baguette de fer, par la pénétration d'un tuyau de pipe, par un grain de plomb de chasse, 2 fois par un fil de fer. Dans notre observation personnelle, l'accident a été causé par un coup de pioche.

L'œil droit et l'œil gauche sont atteints dans la même proportion. Quant aux muscles ayant subi l'action du traumatisme, le siège de la lésion se répartit comme suit : 9 fois le droit inférieur seul, plus deux cas de combinaison avec le droit interne ; 6 fois le droit interne et les deux cas cités plus haut de combinaison avec le droit inférieur ; 6 fois le droit supérieur dont 2 accompagnés de lésion du releveur, 2 fois le droit externe en comptant le cas de notre observation, deux fois le petit oblique, 5 fois le grand oblique, 2 fois le releveur, accompagné de lésion du droit supérieur, une seule fois le releveur isolé.

Sauf deux femmes, tous les autres cas sont relatifs à des individus du sexe masculin.

Il nous semble cependant que dans bien des cas la femme se trouve aussi exposée que l'homme à ce genre d'accident.

Toutes ces lésions traumatiques que nous venons de citer, ont été causées accidentellement ; celles reconnaissant pour cause une intervention opératoire sont très rares. Quintella (1) a signalé deux cas de paralysie du grand oblique consécutive à la trépanation du sinus frontal, et causée par l'arrachement de la poulie de ce muscle.

_____

(1) Quintella. — Revista medica del Uruguay, juillet 1904.

2° PATHOGÉNIE

Comment peut se produire la rupture musculaire ?
C'est un point qui a été spécialement étudié par Panas.
Cet auteur a recherché expérimentalement si un refoulement par un corps vulnérant plus ou moins pointu, dirigé suivant l'axe du muscle, pouvait réellement le détacher. « Or, dans toutes nos expériences, le résultat a été négatif, ce qui se conçoit, vu que le globe roule sur lui-même et que le muscle se trouve alors relâché de plus en plus. Partant de là, nous avons pensé que pour qu'il y ait détachement du muscle, il fallait peut-être que le corps vulnérant pénètre assez profondément dans l'orbite, qu'il s'insinue sous le tendon et que, grâce à une traction exercée d'arrière en avant, celui-ci finisse par céder. En procédant de la sorte sur le cadavre, on ne parvient pas à arracher le tendon, mais à rompre les fibres musculaires à une distance plus ou moins variable de celui-ci. » (1) L'obliquité du coup est aussi une condition qui favorise la rupture.

D'après Malgaigne, la rupture musculaire n'a lieu que quand le muscle est tendu et allongé ; la rupture des tendons, que quand le muscle est raccourci et contracté. Valude, à propos d'un malade qu'il présenta à la Société d'ophtalmologie de Paris, émit l'hypothèse que la

---

(1) Panas. — Arch. d'ophtalmologie, 1902.

déviation de l'œil pouvait être expliquée par la simple déchirure capsulaire, sans atteinte des muscles. Si le traumatisme a lieu pendant un mouvement de rotation de l'œil qui expose un muscle à son action, la rupture musculaire sera favorisée, car à ce moment le muscle est alors tendu et allongé.

CHAPITRE IV

SYMPTOMATOLOGIE

1° SYMPTOMATOLOGIE GÉNÉRALE DES PARALYSIES OCULAIRES

De Græfe se faisait fort, disait Panas, de reconnaître à distance à quel muscle paralysé il avait affaire, rien qu'à l'examen de loin de l'attitude vicieuse de la tête. C'est qu'en effet l'impotence fonctionnelle qui frappe le muscle restreint dans un sens le mouvement du globe oculaire ; il en résulte que les axes optiques ne se correspondent plus pour une direction donnée du regard : d'où diplopie. C'est pour remédier autant que possible à cet inconvénient, que le malade penche la tête d'un côté ou d'un autre, suivant le muscle atteint. Il nous est souvent arrivé de remarquer, dans le service de Monsieur le professeur Thilliez, des malades qui entraient dans la salle de consultation la tête plus ou moins tournée ou penchée, absolument caractéristique de la paralysie de certains muscles extrinsèques.

Mais, dans la pratique, ce signe de position vicieuse

de la tête n'est pas toujours suffisant pour faire le diagnostic d'une paralysie oculaire. Cette inclinaison de la
tête n'est, en effet, que l'un des symptômes qui sont au
nombre de quatre, à savoir :

1° La diminution de mobilité du globe oculaire ;

2° L'excès de la déviation secondaire de l'œil sain sur
la déviation primitive de l'œil malade ;

3° Le phénomène dit de fausse projection ;

4° L'existence de la diplopie ou l'inclinaison particu-
lière de la tête pour la neutraliser.

Diminution de mobilité du globe. — On immobilise la
tête en bonne position, puis se plaçant devant le malade,
il suffit de le prier de fixer un doigt que l'on fait mouvoir
dans un plan horizontal, puis dans un plan vertical. Si
l'un ou plusieurs des muscles de l'un des yeux sont pa-
ralysés, on note une incursion beaucoup moins étendue
dans le champ d'action du ou des muscles atteints.

*Excès de déviation secondaire sur la déviation primi-
tive.* — On nomme déviation primitive la déviation que
l'on observe dans l'œil malade s'efforçant de voir un objet situé dans le champ du muscle paralysé, quand l'autre œil est fermé. A ce moment, si l'on examine l'œil ca-
ché, on s'aperçoit qu'il a exécuté le même mouvement
dans le même sens, mais son amplitude est trois ou quatre fois plus considérable. Cet écart se nomme déviation
secondaire. Ce fait vient de ce que l'incitation nerveuse
de l'œil malade est excessive, et puisqu'elle est la même
sur le muscle associé de l'œil sain, celui-ci se dévie de
façon exagérée.

Fausse projection. — Nous jugeons de la situation des objets extérieurs par le degré de contraction des muscles destinés à diriger vers eux le globe oculaire. Le muscle paralysé exigeant beaucoup d'effort pour produire un petit effet, il en résulte que le malade assigne aux objets des situations fausses. Tel est le phénomène dit de fausse projection, phénomène très pénible pour le patient.

Diplopie. — La diplopie se produit par suite de la désharmonie des axes optiques. Les images perçues par chacun des yeux n'arrivent plus à se fusionner. Dans le strabisme, la diplopie se produit au début, le malade arrivant dans la suite à annihiler la seconde image, tandis que dans la paralysie, c'est un symptôme dominant. Toutefois, cette diplopie existe seulement quand le regard se dirige du côté du muscle paralysé, et les deux images sont d'autant plus éloignées l'une de l'autre que l'objet s'éloigne dans le sens du muscle atteint. La diplopie résultant d'une paralysie oculaire, peut cependant faire défaut ; ce cas se produit lorsque l'un des yeux est amblyope.

2° SYMPTOMATOLOGIE DE LA PARALYSIE DE CHACUN DES MUSCLES EXTRINSEQUES DE L'OEIL

Paralysie du droit interne. — Il y a prédominance du droit externe et par suite diminution de la mobilité en dedans.

Le sujet a de la diplopie croisée, la face est tournée du côté du muscle paralysé.

Paralysie du droit supérieur. — Le globe oculaire est dévié en bas, bien que le muscle petit oblique tende à le porter un peu en haut.

Diplopie croisée ; la distance des images augmente à mesure que l'on élève l'objet.

Pour compenser le muscle paralysé, la face se porte en haut.

Paralysie du droit inférieur. — L'œil regarde en haut. Le léger degré d'abaissement que peut exécuter l'œil vient de l'action exercée par le grand oblique.

Diplopie croisée, d'autant plus marquée que l'objet se rapproche du sol.

On observe une légère flexion de la tête.

Paralysie du droit externe. — L'axe optique de l'œil atteint est dévié en dedans, et il y a diminution des mouvements du globe en dehors. On note de la diplopie homonyme et une rotation de la tête du côté de l'œil paralysé.

Paralysie du grand oblique. — L'œil est dévié en haut et en dedans, grâce à l'intégrité du droit supérieur les mouvements d'élévation ne sont pas abolis.

La diplopie se différencie de celle du droit inférieur en ce qu'elle est homonyme.

On note l'abaissement de la tête et sa rotation du côté sain.

Paralysie du petit oblique. — Les mouvements sont

diminués en haut et en dehors. On note une déviation oblique du globe en bas et en dedans.

La diplopie est homonyme, ce qui distingue cette paralysie de celle du droit supérieur.

Paralysie du releveur de paupière. — La paupière supérieure retombe inerte devant le globe oculaire.

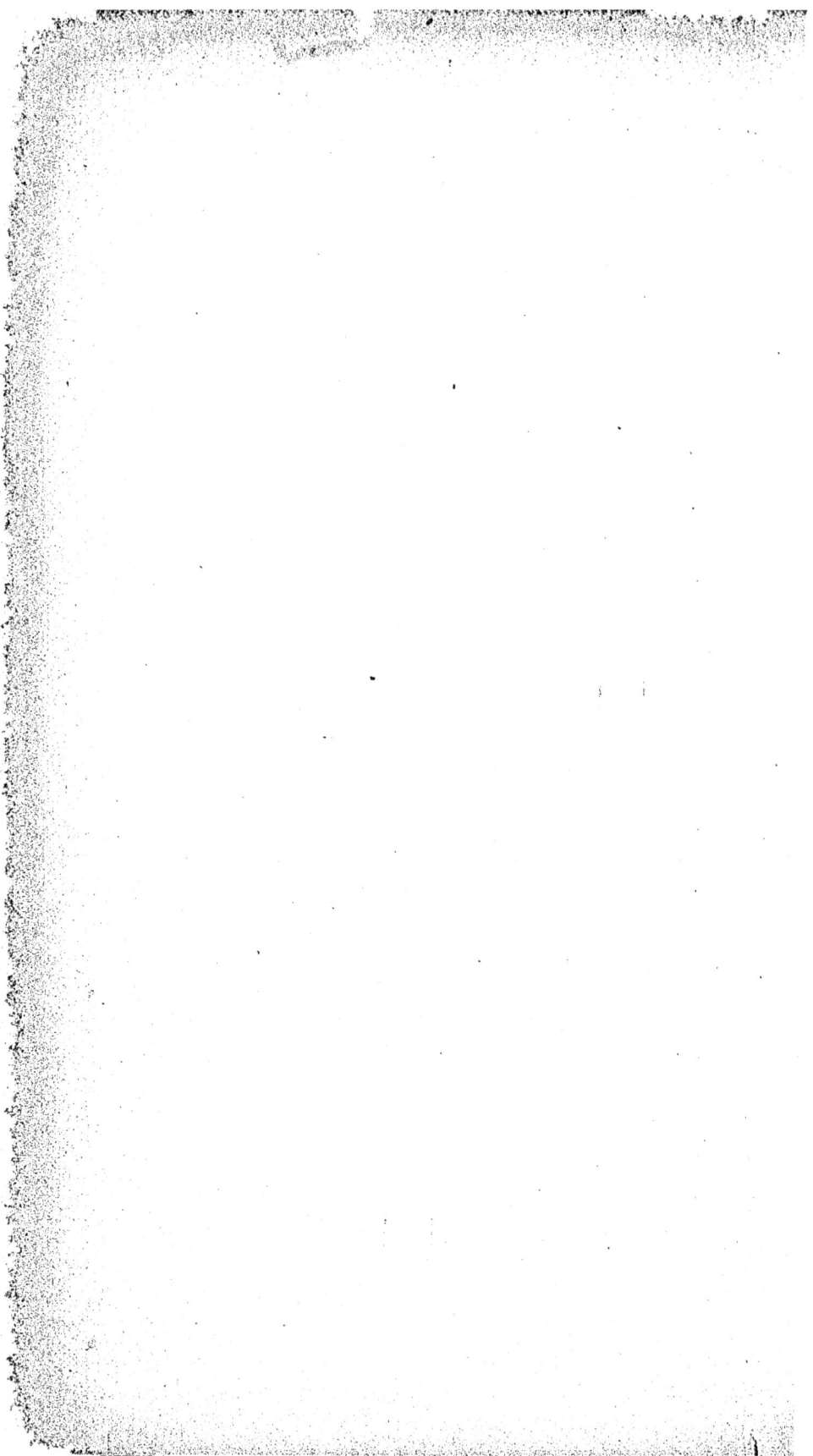

CHAPITRE V

DIAGNOSTIC ET PRONOSTIC

I• DIAGNOSTIC

Le diagnostic, pour être complet, doit comprendre celui de la paralysie musculaire, du muscle paralysé et de la nature de la lésion causale.

a) *Diagnostic de la paralysie musculaire.* — En étudiant les symptômes de la paralysie, nous avons vu que celle-ci comporte les signes suivants : diminution de la mobilité du globe oculaire, excès de la déviation primitive, fausse projection et diplopie, et nous avons indiqué la façon de procéder pour reconnaître ces différents signes. Nous insisterons ici sur certains points de diagnostic entre la paralysie et le strabisme.

Dans la paralysie, il y a diminution de la mobilité du globe oculaire dans le champ du muscle paralysé, tandis que dans le strabisme, les mouvements des yeux s'exécutent normalement dans tous les sens.

3

La déviation primitive, celle de l'œil strabique, est toujours égale à la déviation secondaire, celle de l'œil sain. Dans le cas de paralysie, il y a, au contraire, excès de la déviation secondaire sur la déviation primitive.

Alors que la diplopie existe dans la paralysie oculaire, elle manque presque toujours chez les strabiques, par suite de la neutralisation habituelle de l'image de l'œil dévié.

Dans la paralysie, l'écartement des deux images augmente à mesure que l'objet s'éloigne dans le champ d'action du muscle atteint, tandis que dans le strabisme optique les deux images gardent un écart invariable.

On ne confondra pas le ptosis traumatique avec le ptosis dû à une paralysie du releveur par suite d'une lésion du moteur oculaire commun. Dans ce dernier cas, le releveur peut encore se mouvoir légèrement, étant suppléé par le muscle frontal, tandis que dans le ptosis traumatique dû à une déchirure du releveur, la paupière retombe inerte devant le globe oculaire.

Les troubles oculaires d'origine hystérique sont parfois identiques, au point de vue fonctionnel, aux troubles oculaires d'origine organique. Quelques signes cependant permettent de les distinguer. Les contractures hystériques paraissent présenter deux caractères : elles s'étendent aux mouvements associés de direction et de convergence (Parinaud), elles cessent ou se modifient sous l'influence d'actions réflexes multiples. En outre, lorsque la déviation de l'œil paralysé a diminué lentement, graduellement, progressivement, si l'œil ne reprend pas de suite sa mobilité, alors que le strabisme diminue, on peut éliminer l'idée de contracture hystérique.

b) *Diagnostic du muscle paralysé.* — Pour savoir quel est le muscle paralysé, on se servira du verre rouge en se rappelant que dans la paralysie d'un muscle adducteur, l'image est croisée, et que dans la paralysie d'un muscle abducteur, l'image est homonyme.

Le tableau suivant permettra de faire rapidement ce diagnostic :

Image homonyme.	droit externe. . . grand oblique . . petit oblique . . .	abducteurs
Image croisée	droit interne. . . droit supérieur. . droit inférieur . .	adducteurs
Diplopie dans le regard en haut.	droit supérieur. . petit oblique. . .	élévateurs
Diplopie dans le regard en bas.	droit inférieur . . grand oblique . .	abaisseurs

N. B. — Les termes homonyme et croisée se rapportent à l'image fausse.

c) *Diagnostic de la nature de la lésion.* — Chevallereau donne comme signe pathognomonique de la déchirure musculaire, l'aspect blanc nacré du tendon que l'on aperçoit entre les lèvres de la plaie. Mais ce signe peut souvent manquer. Le malade ne se présente pas toujours aussitôt après l'accident, et au moment de l'examen il est difficile de se rendre bien compte des dégâts causés par le traumatisme, à cause de la réaction inflammatoire et du chémosis qui l'accompagne. « Le diagnostic de rupture, qu'elle soit musculaire ou tendineuse, ne saurait être affirmé que dans les seuls cas où, par suite des dégâts visibles et d'une intervention opératoire, on a eu la preuve que le strabisme et la diplopie qui l'accompagnent tiennent en réalité à une pareille lésion. »

Une lésion du fond de l'orbite donnerait une paralysie des muscles qui reçoivent leur innervation de la branche nerveuse atteinte par le corps vulnérant, et par suite cette paralysie serait très complexe.

En même temps que le muscle, un ou plusieurs vaisseaux peuvent être lésés ; il en résulte alors un épanchement sanguin qui vient comprimer, soit un muscle, soit un nerf moteur, et détermine par là même la paralysie de ce muscle. Le diagnostic d'une pareille lésion présente souvent des difficultés. Dans un cas cité par Terrien, le diagnostic certain de l'hématome ne fut fait que six semaines après l'accident, la malade ayant expulsé en se mouchant un caillot sanguin qui s'était formé dans le sinus maxillaire. Dans le cas de Panas, qui fait l'objet de notre observation VI, la rupture musculaire ne fut reconnue qu'au cours de l'intervention opératoire.

2° PRONOSTIC

Le pronostic des paralysies dues à la rupture ou à l'arrachement d'un muscle de l'œil, est généralement favorable. D'après de Græfe, la guérison peut s'effectuer d'elle-même, sans le secours d'une intervention opératoire. Il est cependant des cas où le pronostic doit être réservé ; c'est quand la lésion est accompagnée d'une lésion des membranes ou des milieux de l'œil, par exemple d'une

---

(1) Panas, arch. d'opht., 1902, p. 275.

déchirure de la choroïde, fait que nous avons observé chez notre blessé (observation X). Il est même arrivé que le traumatisme soit suivi de cécité (observations III et IV). L'examen ophtalmoscopique s'impose donc, avant de porter un pronostic, chez un individu dont le globe oculaire a été atteint par un corps étranger vulnérant.

CHAPITRE VI

TRAITEMENT

Le traitement doit être chirurgical et être pratiqué à une date aussi rapprochée que possible de l'accident. Il consistera, après avoir désinfecté la région traumatisée, à rechercher les deux extrémités du muscle rompu et à en pratiquer la réunion. L'opération comprendra un avancement musculaire simple ou avec résection d'une portion du muscle, suivant les lésions déterminées par le traumatisme. Les fibres musculaires ayant souvent subi une élongation excessive, il faudra reporter les fils de suture assez en arrière pour avoir une réunion solide (Bourgeois). On emploiera avec avantage le tendon de renne, moins coupant que le catgut, et au lieu de faire ces sutures dans le sens des fibres du muscle, on les fera de telle sorte que la traction exercée par les fils ait lieu dans une direction oblique, ou même perpendiculaire à leur sens. On réalisera de telles indications en pratiquant l'avancement en λ de Valude ou une opération indiquée tout récemment par Gonin (de Lausanne), et à laquelle il a donné le nom d'avancement en Y. On nous

permettra de passer sous silence le mode opératoire de
l'avancement musculaire simple, et avec résection d'une
portion de muscle, ainsi que celui de l'opération de Valude, mode opératoire que l'on trouve décrit dans tous
les traités d'ophtalmologie ; nous nous contenterons de
décrire les différents temps de l'opération de Gonin.

« Cette opération consiste à fendre l'extrémité du tendon en deux bandelettes avant de le suturer au bord de
la cornée. De cette façon, le chef inférieur et le chef supérieur du tendon bifurqué peuvent être amenés bien
plus en avant que si l'on devait s'en tenir à la ligne du
méridien horizontal de l'œil, et par une suture intermé-
diaire, empruntant à la fois la partie médiane du tendon et le limbe de la cornée, on obtient un effet sembla-
ble à celui qu'aurait donné une résection, effet d'autant
plus prononcé que le tendon a été préalablement fendu
sur une plus grande largeur. La suture médiane a pour
but d'assurer sa direction au muscle avancé. » (1)

Si l'on a affaire à une rupture de l'oblique supérieur,
A. de Græfe propose de pratiquer la ténotomie du droit
inférieur de l'œil sain ; Landolt au contraire professe de
ne pas toucher à l'œil sain, il fait l'avancement du droit inférieur sur l'œil malade ; si cette opération était insuf-
fisante, il conseille de pratiquer une ténotomie sur l'œil
qui est le plus élevé, c'est-à-dire de ténotomiser un droit
supérieur, jamais un interne.

Si l'avancement musculaire a donné un résultat définitif insuffisant, on peut faire soit la ténotomie du muscle antagoniste, soit la ténotomie du congénère de l'œil
sain, ou l'allongement musculaire. Panas recommande de

---

(1) Gonin. — Annales d'oculistique, mai 1911.

faire la ténotomie du congénère de l'œil sain, mais nous croyons plus rationnel de faire porter l'opération sur l'œil malade, en ténotomisant le muscle antagoniste de celui qui a été atteint, car s'il se produisait quelques complications secondaires, telles que : atrophie du muscle, tissu cicatriciel englobant le nerf moteur de ce muscle et déterminant par là même une paralysie, le malade aurait encore un œil sur lequel aucune opération n'aurait été tentée, bien que la ténotomie soit une opération très bénigne.

Avec la ténotomie, on n'a parfois qu'un résultat passager, dit Gonin. Pour avoir un résultat durable, cet auteur recommande de faire l'allongement musculaire. Deux opérations peuvent être pratiquées : l'opération de Landolt et l'opération de Gonin.

Landolt, après avoir mis le muscle à découvert, le libère, puis le sectionne par un trait en marche d'escalier. Les chefs musculaires ainsi obtenus sont réunis par des sutures après allongement du muscle.

L'opération de Gonin est plus compliquée. « Le tendon ayant été découvert et chargé sur un crochet à strabisme, comme pour une ténotomie ordinaire, on en pratique la section partielle au ras de son insertion, par deux incisions latérales, dont chacune intéresse à peu près le tiers de la largeur, de façon à ne ménager que le tiers médian de l'insertion. On passe un fil au travers du bord supérieur du tendon, à un millimètre environ en arrière de l'incision, puis un second fil au travers du bord inférieur. On prie alors un aide de tenir ces deux fils en les écartant, et l'on prolonge chacune des deux incisions marginales par une seconde incision en équerre qui se trouve, par conséquent, parallèle aux fibres tendineuses, et dont la longueur varie de 4 à 8 millimètres selon l'al-

longement que l'on veut obtenir. Par une dernière incision transversale, réunissant la terminaison des deux incisions parallèles, on sépare le muscle de son insertion
et l'on se trouve avoir découpé en même temps dans le
tendon une languette médiane dont la largeur équivaut
à peu près au tiers du tendon primitif. Cette languette
conserve son insertion normale à la sclérotique, et il ne
reste plus qu'à en suturer l'extrémité avec les deux chefs
du tendon sectionné. L'allongement définitif est équiva-
lent à la longueur de la languette diminuée de un ou
deux millimètres par l'effet des sutures. » (1)

Gonin recommande l'emploi du tendon de renne et a
pratiqué avec succès son opération dans un cas de paralysie du droit externe.

Lorsque l'on se trouve en présence d'une section du
releveur de la paupière, plusieurs procédés opératoires
peuvent être employés. Gillet de Grandmont fait une résection tarso-musculaire. Panas fait suppléer le releveur
par le muscle frontal. Motais le fait suppléer par le droit
supérieur intact. Dans le cas qui fait l'objet de l'observation IX, M. le professeur Truc a traité la paralysie du
releveur par l'opération de Motais et de Gillet de Grandmont ; le malade est parti en parfait état esthétique et
fonctionnel et palpébral.

Dans le cas de doute entre rupture ou impotence fonctionnelle par simple contusion ou élongation, il est permis de temporiser et de commencer par l'emploi de l'élec-
tricité. Cette temporisation est d'autant plus permise
que la guérison peut s'effectuer d'elle-même (de Græfe).
On emploiera alors les courants alternatifs et une bobine
à gros fils.

------

(1) Gonin, *loc. cit.*

CHAPITRE VII

CONCLUSIONS

— Il existe des paralysies oculaires par rupture et arrachement musculaires.

— La rupture musculaire aurait lieu quand le muscle est tendu et allongé ; la rupture des tendons quand le muscle est raccourci et contracté.

— Le diagnostic de la paralysie se fait en constatant :
a) la diminution de mobilité du globe oculaire.
b) l'excès de la déviation secondaire de l'œil sain sur la déviation primitive de l'œil malade ;
c) le phénomène dit de fausse projection ;
d) l'existence de la diplopie.

— Le pronostic est généralement favorable.

— Le traitement consistera dans la suture ou l'avancement du muscle sectionné.

— Si cette opération a donné définitivement un résultat insuffisant, on pourra faire la ténotomie ou l'allongement du muscle antagoniste de l'œil malade.

BIBLIOGRAPHIE

ABADIE. — Annales d'oculistique, 1872, p. 115.

BEAUGRAND. — Des paralysies traumatiques des muscles de l'œil. (Thèse Lille, 1899-1900).

BEER. — Lehre u. den Augenkrank. 1813, t. 1, p. 146.

BEIGNEUX. — Recherches sur la contusion rétro-oculaire. (Thèse Montpellier, 1888.)

BERLIN. — Encyclop. Græfe et Sœmisch, 1880, t. VI, p. 646 et 585.

BOURGEOIS. — Bull. Société franç. opht., 1891, p. 306.

BRITTO. — Ann. d'opht., Paris, 1887, t. VII, n° 1.

CHEVALIER. — Journal de Médecine de Bordeaux, 27 sept. 1884.

CHEVALLEREAU. — Recherches sur les paralysies oculaires à la suite de traumatismes cérébraux (Th. de Paris, 1879.)

FUCHS. — Wien. Klin. Wochensch., 1893, numéro 10.

GONIN. — Des procédés aptes à remplacer la ténotomie dans l'opération du strabisme (Ann. d'Oculistique, mai 1911).

GRÆFE (DE). — Arch. f. opht., 1855, t. II, p. 227.

GUTTMANN. — Berlin. Klin. Woch., 1895, n° 51.

HASNER. — Allg. Wiener Zeitung, 1859.

LAPERSONNE (DE). — Paralysie traumatique des muscles de l'œil d'origine orbitaire (Acadóm. de Médecine, 30 juin 1903).

LAURE. — Th. de Paris, 1897.

LEBRUN. — Ann. d'ocul., 1870, t. II, p. 39.

LONGCHAMPT. — Recherches sur les paralysies oculaires consécutives aux traumatismes (Th. de Montpellier, 1891).

MACKENSI. — Trait. prat. des maladies de l'œil, 1856, t. I, p. 505.

PANAS. — Nouvelles leçons sur les paralysies oculaires (Union médicale, 1885).

— Impotence des muscles oculaires extrinsèques par traumatisme (Arch. Opht., 1902).

QUINTELLA. — Deux cas de paralysie de l'oblique supérieur consécutive à la trépanation du sinus frontal (Revista Medica del Uruguay, juillet 1904, et Arch. opht. Hispano-Amér., p. 690-694, oct. 1904).

SAPOUNDIEFF. — Des paralysies isolées traumatiques du muscle grand oblique d'origine orbitaire (Th. Toulouse, 1906).

SCHWEINITZ (DE). — Paralysie traumatique des muscles de l'œil (Americ. Journal of Opht., nov. 1900).

TERSON. — Soc. d'opht. de Paris, 7 janv. 1902.

TRUC. — Opération de Motais dans un cas de ptosis traumatique (Ophtalmologie Provinciale, avril 1911).

TRUC, VALUDE et FRENKEL — Nouveaux éléments d'ophtalmologie.

Valude. — Soc. d'Opht. de Paris, 7 janv. 1902.

Viciano. — Des ruptures traumatiques des muscles de l'œil (Arch. Opht., 1889).

Wecker. — Traité d'Ophtalm., 1889, t. IV, p. 806.

— Ann. d'Ocul., 1874, t. I, p. 229.

TABLE DES MATIÈRES.

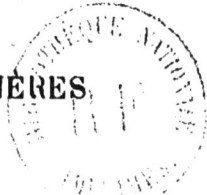

SERMENT

En présence des Maîtres de cette Ecole, de mes chers con-disciples, et devant l'effigie d'Hippocrate, je promets et je jure, au nom de l'Etre suprême, d'être fidèle aux lois de l'honneur et de la probité dans l'exercice de la Médecine. Je donnerai mes soins gratuits à l'indigent, et n'exigerai jamais un salaire au-dessus de mon travail. Admis dans l'intérieur des maisons, mes yeux ne verront pas ce qui s'y passe ; ma langue taira les secrets qui me seront confiés, et mon état ne servira pas à corrompre les mœurs ni à favoriser le crime. Respectueux et reconnaissant envers mes Maîtres, je rendrai à leurs enfants l'instruction que j'ai reçue de leurs pères.

Que les hommes m'accordent leur estime si je suis fidèle à mes promesses ! Que je sois couvert d'opprobre et mé-prisé de mes confrères si j'y manque !

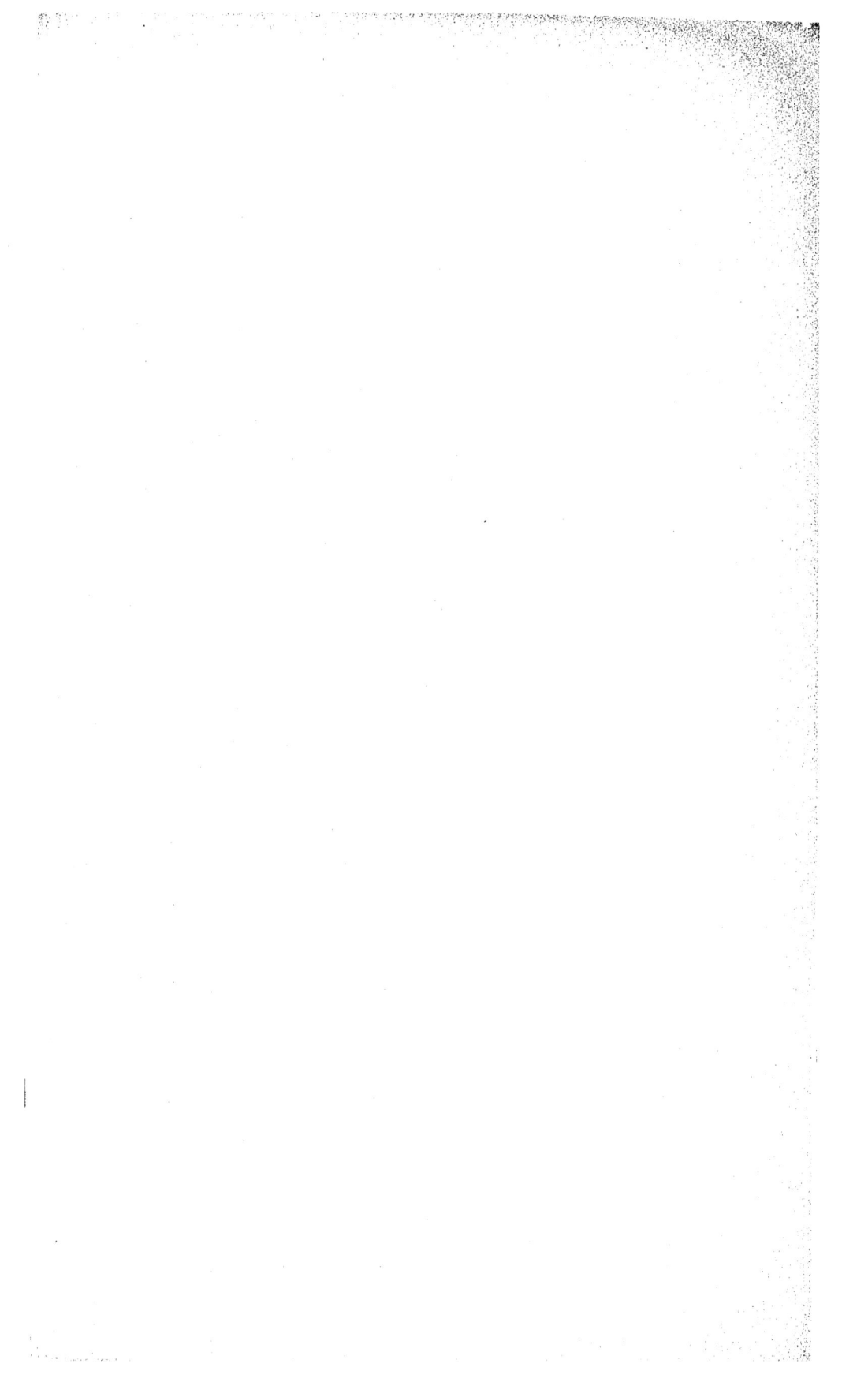